BEI GRIN MACHT SICH IHR WISSEN BEZAHLT

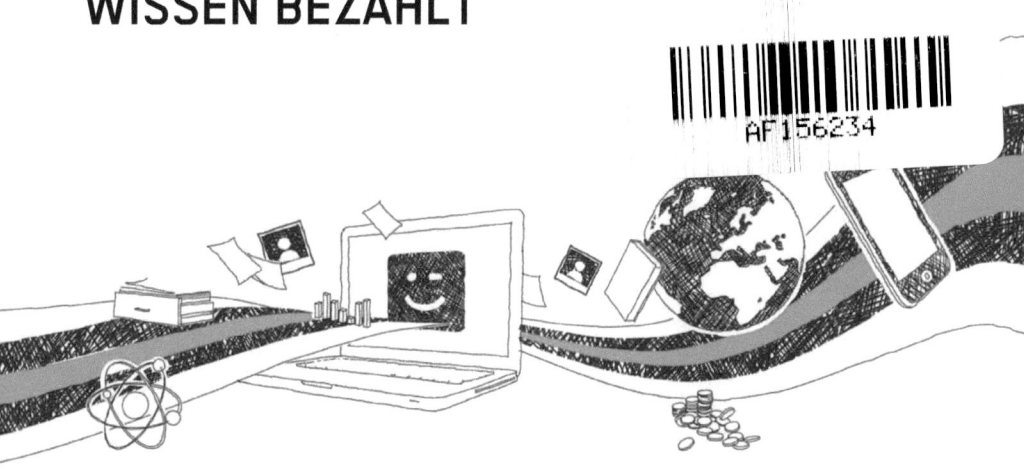

- Wir veröffentlichen Ihre Hausarbeit,
  Bachelor- und Masterarbeit

- Ihr eigenes eBook und Buch -
  weltweit in allen wichtigen Shops

- Verdienen Sie an jedem Verkauf

Jetzt bei www.GRIN.com hochladen
und kostenlos publizieren

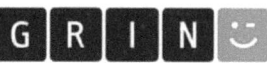

Bibliografische Information der Deutschen Nationalbibliothek:

Die Deutsche Bibliothek verzeichnet diese Publikation in der Deutschen National-
bibliografie; detaillierte bibliografische Daten sind im Internet über http://dnb.d-
nb.de/ abrufbar.

Impressum:

Copyright © 2016 GRIN Verlag, Open Publishing GmbH
Druck und Bindung: Books on Demand GmbH, Norderstedt Germany
ISBN: 978-3-668-16459-8

Dieses Buch bei GRIN:

http://www.grin.com/de/e-book/317317/die-delegation-aerztlicher-taetigkeiten-
auf-nichtaerztliches-personal

Maren Meier

Die Delegation ärztlicher Tätigkeiten auf nichtärztliches Personal am Beispiel der Patientenaufklärung. Diskussion der haftungsrechtlichen Konsequenzen

GRIN Verlag

GRIN - Your knowledge has value

Der GRIN Verlag publiziert seit 1998 wissenschaftliche Arbeiten von Studenten, Hochschullehrern und anderen Akademikern als eBook und gedrucktes Buch. Die Verlagswebsite www.grin.com ist die ideale Plattform zur Veröffentlichung von Hausarbeiten, Abschlussarbeiten, wissenschaftlichen Aufsätzen, Dissertationen und Fachbüchern.

Besuchen Sie uns im Internet:

http://www.grin.com/

http://www.facebook.com/grincom

http://www.twitter.com/grin_com

Hausarbeit

im Kontaktstudiengang

Sozial- und Gesundheitsmanagement

Universität Hamburg, Fakultät Wirtschafts- und

Sozialwissenschaften, Fachbereich Sozialökonomie

Delegation ärztlicher Tätigkeiten am Beispiel der Behandlungsaufklärung

- aus haftungsrechtlicher Sicht

Maren Meier

Abkürzungsverzeichnis

Abb.	Abbildung
BGB	Bürger-Gesetzbuch
BGH	Bundesgerichtshof
BMV-Ä	Bundesmantelvertrag-Ärzte
DKG e.V.	Deutsche Krankenhaus Gesellschaft eingetragener Verein
EKK	Elektro-Kardiogramm
GG	Grundgesetz
GKV-Spitzenverband	Gesetzliche Krankenversicherung – Spitzenverband
IWW	Institut für Wissen in der Wirtschaft
Koloskopie	Dickdarmspiegelung
MFA	Medizinische/r Fachangestellte/r
Mio.	Millionen
OLG	Oberlandesgericht
Polypektomie	Entfernung von gutartig/bösartig veränderter Schleimhaut im Dickdarm
Resektion	Entfernung
StgB	Strafgesetzbuch
vgl.	vergleiche
§	Paragraph

1 Einleitung

In der folgenden Einleitung wird kurz auf die Motivation, die zum Schreiben über das Thema „Delegation ärztlicher Tätigkeiten am Beispiel der Behandlungsaufklärung- aus haftungsrechtlicher Sicht" führte, sowie auf die Fragestellung, dem Aufbau und Ziel der Arbeit eingegangen.

Dieses Thema weckte mein Interesse schon zu Beginn meiner Ausbildung zur Medizinischen Fachangestellten im Jahr 2004. Als ich 2012 meinen Arbeitsplatz aus der Praxis in das Universitätsklinikum Hamburg-Eppendorf wechselte, habe ich begonnen mich mit dem Thema auseinanderzusetzen. Je länger ich dort in der Pflegeassistenz tätig war, desto bewusster wurde mir, wie sehr es doch an Fachkräften mangelt. Sei es im pflegerischen wie auch im ärztlichen Bereich. In dieser Arbeit lege ich den Schwerpunkt auf den ärztlichen Bereich.

Ich erfuhr auch aus den Medien vom stets größer werdenden Fachkräftemangel. Besonders hätten Krankenhäuser mit geringem Ärztenachwuchs zu kämpfen. Immer mehr Mediziner leiden unter stressbedingten Krankheitsausfällen, weil sie aufgrund des Personalmangels und dem damit verbundenen, steigenden Arbeitsaufwand ihr Arbeitspensum nicht mehr schaffen würden. Das war der Beginn meiner Beschäftigung mit dem Thema der Aufgabenverteilung. Ich möchte wissen, ob es in meinem Arbeitsbereich der Endoskopie möglich ist, dem nichtärztlichen Personal, Aufgaben aus der ärztlichen Tätigkeit zu übertragen.

Ich habe das Thema „Delegation ärztlicher Tätigkeiten" auf die Behandlungsaufklärung beschränkt und folgende Fragestellung erhoben.

1.1 Fragestellung

Im Jahr 2014 wurden insgesamt 19,1 Mio. Patienten in Deutschlands Kliniken behandelt. Im Vergleich zum Vorjahr ist das eine Zunahme von 1,9 %. Dabei reduzierte sich die Anzahl der Kliniken von 1.996 im Jahr 2013 auf 1.980 im Jahr 2014. Im Verhältnis dazu, blieb die Bettenanzahl allerdings stabil.[1]

Daraus lässt sich schließen, dass aufgrund der zunehmenden Behandlungsfälle und der Schließung einiger Kliniken, der Bedarf an stationärer Behandlung konstant bleibt, beziehungsweise immer weiter ansteigt, und der Arbeitsaufwand der Ärzte in den noch bestehenden Kliniken größer und zeitaufwendiger werden wird. Es bedarf also an zusätzlichem ärztlichem Personal, welches für mehr Entlastung sorgt, oder gut geschultes beziehungsweise ausgebildetes, von Ärzten delegiertes Pflegepersonal, indem es ärztliche Tätigkeiten übernimmt.

Die Autorin des Buches „Delegation ärztlicher Tätigkeiten" aus dem Jahr 2012, Kerstin Bohne, sagt: *„Zwar kann das Adjektiv „ärztlich" für sich genommen eine Tätigkeit durchaus nach der persönlichen Qualifikation des Handelnden als Arzt beschreiben. Ebenso kann es aber auch eine gewisse sachlich-materielle Qualität der Tätigkeit eines Arztes oder eben eines Nichtarztes ausdrücken".*[2]

Bedeutet das also, dass es möglich ist, auch Pflegepersonal mit langjähriger Erfahrung in ihrem Arbeitsbereich eine Behandlungsaufklärung auf Anweisung eines Arztes durchführen zu lassen, und wer haftet bei einer Aufklärung durch nichtärztliches Personal?

---

[1] Quelle: Statistisches Bundesamt, Pressemitteilung vom 12. August 2015 - 290/15 über:
http://www.dkgev.de/media/file/20871.Anlage1_Krankenhausstatistik_2014_-_vorlaeufige_Ergebnisse.pdf,
Seite 1, [letzter Zugriff: 26.10.2015]
[2] vgl. Mazal, 1992: 234, zitiert nach Bohne 2012: 14 f.

1.2 Aufbau und Ziel der Arbeit

Die vorliegende Ausarbeitung soll zeigen, ob und inwieweit das nichtärztliche Personal rechtlich gesehen die Ärzte in ihren Aufgaben entlasten beziehungsweise unterstützen kann. Da dieses Thema für immer mehr Gesprächsstoff in Kliniken und Ambulanzen sorgt, ist es nur von Vorteil sich mit dieser Thematik auseinanderzusetzen. Hierfür werden Informationen aus dem Internet, der vorhandenen Literatur und den Gesetzestexten verwendet.

Als Erstes wird auf die Behandlungsaufklärung eingegangen, in dem der Inhalt und Sinn beschrieben wird. Danach werden die Rahmenbedingungen erläutert beziehungsweise der Unterschied zwischen einer Aufklärung und einer Einwilligung erarbeitet. Zur besseren Darstellung ist in dieser Arbeit ein Musteraufklärungsbogen für eine Dickdarmspiegelung aus meinem Arbeitsbereich abgebildet.

Anschließend wird die Delegation ärztlicher Tätigkeiten definiert. Es wird beschrieben, bei welchen Aufgaben es sich um delegierbare und nicht delegierbare Tätigkeiten handelt, und wer diese festlegt.

Im nächsten Schritt wir die Delegation in ihre zwei Arten und ihre Übertragungswege unterteilt.

Rechtliche Ansichten in Bezug auf den Behandlungsvertrag zwischen dem Arzt und dem Patienten, sowie die Haftung des Arztes beim Delegieren der Behandlungsaufklärung werden ebenso ausführlich erläutert.

Nicht zu vergessen ist das nichtärztliche Personal in Bezug auf die Behandlungsaufklärung. Hier werden die Möglichkeiten erörtert.

Zum Schluss werden alle erarbeiteten Kapitel zusammengefasst betrachtet, und die Behandlungsaufklärung durch nichtärztliches Personal anhand einer Rechtsprechung des Brandenburgischen Oberlandesgerichts von 2008 veranschaulicht.

2 Die Behandlungsaufklärung

In der folgenden Passage wird die Behandlungsaufklärung näher vorgestellt.

2.1 Definition

Da grundsätzlich durch einen medizinischen Eingriff an oder in den menschlichen Körper laut § 223 StGB eine Körperverletzung vorliegt, muss der Patient mit diesem Eingriff vorher einverstanden sein.[3]

Unter einer Behandlungsaufklärung versteht man das Informieren des Patienten über eine bestimmte Behandlung oder einen Eingriff, der an ihm durchgeführt werden soll. Diese Information muss zum einen Art und Umfang der Behandlung, sowie die eventuell erforderlichen Folgemaßnahmen, und zum anderen die möglichen Risiken beinhalten.[4]

Dem Patienten soll damit die Chance gegeben werden selbst über die Einwilligung in die Behandlung bestimmen zu können. Dieses drückt auch das deutsche Grundgesetz aus, in dem jeder Mensch über sich selbst bestimmen kann, und das Recht auf Leben und körperliche Unversehrtheit besitzt.[5]

2.2 Rahmenbedingungen

Damit die Behandlungsaufklärung als vollständig und korrekt durchgeführt gilt, bedarf es grundsätzliche Einhaltung folgender zwei gesetzlich geregelter Bedingungen.

---

[3] vgl. Butzmann/ Eicher/ Hüttel, 2013: 75
[4] vgl. Martis/ Winkhart, 2003: 61, 2a)
[5] vgl. GG, Art. 2 Abs. 2, 2015: 6

2.2.1 Mündliche Erfordernis

Das sogenannte „Aufklärungsgespräch" hat, wie der Name schon verrät, mündlich zwischen dem Behandelnden und dem Patienten zu erfolgen.[6] Inhalt dieses Gespräches wurde bereits in Punkt 2.1 vorgestellt. Um dem Patienten die Verständlichkeit einzelner inhaltlicher Punkte der Behandlungsaufklärung zu vereinfachen, kann der Behandelnde auch auf schriftliche Unterlagen zurückgreifen, die dem Patienten vorab ausgehändigt wurden.[7]

In den meisten Fällen willigt kein Patient in etwas ein, schon gar nicht, wenn es sich um seinen eigenen Körper beziehungsweise seinen eigenen Gesundheitszustand handelt, ohne gründlich darüber nachgedacht, oder sich mit seiner Familie darüber beraten zu haben. Deswegen ist es Pflicht, dass dem Patienten zwischen dem Aufklärungsgespräch und der Behandlung genügend Entscheidungsfreiheit gegeben wird.[8]

Da der Gesetzgeber keine eindeutige Aussage über die Zeit trifft, die zwischen der Aufklärung und der Behandlung liegen muss, erscheint es folgerichtig, dass beides nicht am selben Tag stattfinden sollte.

2.2.2 Einwilligung

Der Unterschied zu der mündlichen Aufklärung besteht darin, dass die Einwilligung der dokumentarische Teil der gesamten Behandlungsaufklärung ist.

In dem Einwilligungsschreiben werden alle Informationen wie Behandlungsabläufe, Behandlungsverfahren wie auch Risiken, die schon in dem mündlichen Aufklärungsgespräch erörtert wurden, niedergeschrieben. Der Patient willigt mit seiner Unterschrift in die Untersuchung ein, und der Behandlung steht nichts mehr im Wege. Ist der Patient nicht einwilligungsfähig, muss die Einwilligung bei einer dazu berechtigten Person eingeholt werden.[9]

---

[6] vgl. § 630e Abs. 2, Satz 1, BGB, 2015: 196
[7] vgl. § 630e Abs. 2, Satz 1, BGB, 2015: 196
[8] vgl. § 630e Abs. 2, Satz 2, BGB, 2015: 196
[9] vgl. § 630d Abs. 1, BGB, 2015: 195

Aufgrund des Selbstbestimmungsrechtes kann der Patient seine Einwilligung jederzeit zurückziehen.[10]

Sie ist erst wirksam beziehungsweise rechtskräftig, wenn entweder der Behandelnde oder eine Person, die eine Ausbildung zur Durchführung dieser Maßnahme besitzt, den Patienten aufgeklärt hat.[11]

2.2.3 Musteraufklärungsbogen zur Untersuchung des Dickdarmes [12]
   (siehe Anhang 1)

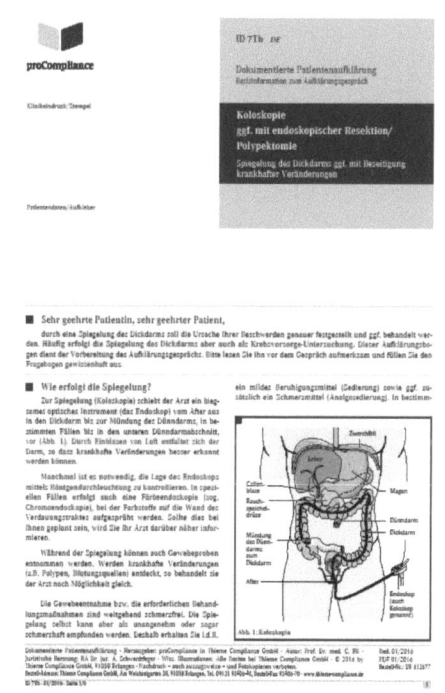

Abb. 1: Aufklärungsbogen „Koloskopie mit ggf. Resektion/Polypektomie", Verwendung mit freundlicher Genehmigung der Thieme Compliance GmbH © 2016

---

[10] vgl. § 630d Abs. 3 BGB, 2015: 195
[11] vgl. § 630d Abs. 2 BGB, 2015: 195
[12] Quelle: Thieme Compliance GmbH © 2016

3 Delegation ärztlicher Tätigkeiten

In diesem Abschnitt werden die Begriffe „Delegation" und „ärztliche Tätigkeit" ausführlich beschrieben.

3.1 Definition

Der Begriff „*Delegation*" kommt ursprünglich aus dem lateinischen und leitet sich aus dem Wort „*delegare*" ab. Es bedeutet etwas anweisen, übertragen beziehungsweise anvertrauen.[13]

Umgangssprachlich beschreibt es auch die Verteilung von Aufgaben beziehungsweise Tätigkeiten, wie zum Beispiel, die in dieser Arbeit aufgegriffenen ärztlichen Tätigkeiten.

3.2 Delegierbare und nicht delegierbare Tätigkeiten

Festgelegt wurde vom Bundesmantelvertrag-Ärzte im Jahr 2012, welche Tätigkeiten zur Hilfestellung der ärztlichen Leistung von Ärzten an das nichtärztliche Personal übertragen werden dürfen, und welche Anforderungen dabei beachtet werden müssen.[14]

Im Falle der Behandlungsaufklärung, zum Beispiel aus dem internistischen Bereich mit dem Schwerpunkt gastroenterologischer Leistungen, darf nichtärztliches Personal den Patienten vor einer endoskopischen Untersuchung auf die dafür vorgesehene Aufklärung vorbereiten.[15]

---

[13] vgl. Bohne, 2012: 13
[14] vgl. § 28 Abs. 1, Satz 3, SGB V, 2015: 413
[15] Quelle: https://www.gkv-spitzenverband.de/media/dokumente/krankenversicherung_1/aerztliche_versorgung/bundesmantelvertrag/bmv_anlagen_neu/BMV_Anlage_24_Delegation__Anhang_5-2014.pdf [Letzter Zugriff: 07.01.2016]

Die Bundesärztekammer stellt Richtlinien zur Verfügung. Diese schlagen vor, dass der Arzt sich, bevor er eine Tätigkeit delegiert, über die Qualifikationen des Mitarbeiters zum Beispiel anhand einer abgeschlossen Ausbildung im Gesundheitswesen, in Form eines Zeugnisses informiert, und sich im Vorfelde von der Leistung des Mitarbeiters überzeugt. Eine Empfehlung der Richtlinie ist es ebenso, diese erbrachte Leistung immer wieder Stichprobenweise zu überprüfen. Stellt der Arzt dabei fest, dass die Qualität der Leistung des Mitarbeiters nachlässt, sollte er den betreffenden Mitarbeiter fortbilden beziehungsweise nachschulen.[16]

3.3 Arten der Delegation

Im nächsten Unterpunkt wird die Delegation in ihre zwei Arten, der horizontalen und vertikalen Delegation, sowie deren Übertragungswege beschrieben.

3.3.1 Horizontale Delegation

Bei der horizontalen Delegation handelt es sich um eine Form der Aufgabenverteilung, bei der Tätigkeiten an Personen delegiert werden, die ungefähr den gleichen Ausbildungsstand beziehungsweise die gleiche Qualifikation wie desjenigen besitzen, der die Aufgabe übergibt. Im Falle der Behandlungsaufklärung könnte die horizontale Delegation so aussehen, dass ein Arzt die Aufklärung eines Patienten aus Zeitgründen auf einen anderen Arzt übertragen würde. Die Situation des Patienten würde sich dadurch nicht verschlechtern, da die Qualität aufgrund derselben Qualifikation des dazu delegierten Arztes bestehen bleibt.[17]

Neben der horizontalen Delegation gibt es noch die vertikale Delegation, die im folgenden Punkt beschrieben wird.

---

[16] Quelle: http://www.bundesaerztekammer.de/richtlinien/empfehlungenstellungnahmen/delegation/ [letzter Zugriff: 02.02.2016]
[17] vgl. Wilhelm, 1984: 8

3.3.2 Vertikale Delegation

Der Unterschied der vertikalen zur horizontalen Delegation, liegt in der Verteilung von Tätigkeiten an Personen, die einen wesentlich kleineren Ausbildungs- und Qualifikationshintergrund besitzen. Das ist der Fall, wenn der Mediziner an das nichtärztliche Personal delegiert.[18] Zum Beispiel, das Durchführen eines EKG.

In beiden Delegationsarten werden die Tätigkeiten entweder unmittelbar oder mittelbar von einer Person zur nächsten übertragen.

Das heißt, überträgt der Mediziner direkt beziehungsweise höchstpersönlich eine Tätigkeit an eine andere Person, geschieht das über den unmittelbaren Delegationsweg. Wird die Tätigkeit von einem Arzt vorerst durch einen Zwischenschritt, zum Beispiel an einen weisungsbefugten Vorgesetzten des nichtärztlichen Personals delegiert, der dann im Anschluss an das ausführende Pflegepersonal weiterdelegiert, handelt es sich in diesem Fall um den mittelbaren Delegationsweg.[19]

4   Rechtliche Ansicht

In diesem Kapitel werden die gesetzlichen Regelungen beziehungsweise Anforderungen an den Behandelnden beschrieben.

4.1   Behandlungsvertrag

Bei jedem Kontakt entsteht, rechtlich gesehen, ein Behandlungsvertrag zwischen dem Behandelnden und dem Patienten. Er besagt, dass sich der Patient gegenüber dem Behandelnden verpflichtet, alle für die Behandlung notwendigen und vereinbar-

---

[18] vgl. Wilhelm, 1984: 8
[19] vgl. Sträßner, 2006: 247

12

ten Leistungen zu vergüten. Der Behandelnde wiederum verpflichtet sich, alle Leistungen, die für die Behandlung von Nöten sind, gewissenhaft und vollständig zu erbringen.[20]

4.2 Arzthaftung bei der Delegation einer Behandlungsaufklärung

Sollte der eigentliche Behandelnde den Patienten nicht selbst aufklären können, ist es durchaus möglich die Behandlungsaufklärung an einen Kollegen zu delegieren. Laut § 278 BGB haftet trotzdem der delegierende Behandelnde, da es seine Verbindlichkeit betrifft, und somit unter seiner Verantwortung steht.[21]

Deshalb muss sich der verantwortlich Behandelnde über Kenntnisse der entsprechenden Fachrichtung, sowie über die Zuverlässigkeit des aufklärenden Kollegen vergewissern. Aber auch die Person, die die Aufklärung für den Kollegen stellvertretend durchführt, haftet im Falle einer nicht ausreichenden oder unvollständigen Aufklärung für alle Maßnahmen mit, auch wenn er diese nicht selbst erbracht hat.[22]

Die Haftung erfolgt über das Zivilrecht, worüber Ansprüche des Bürgers gegen andere Bürger geltend gemacht werden können, zum Beispiel in Form von Geldstrafen. Oder über das Strafrecht, durch das auch der Staat Ansprüche geltend machen kann. In den schlimmsten Fällen mit Haftstrafen oder durch arbeitsrechtliche Konsequenzen wie zum Beispiel die Entziehung der Approbation des Arztes.[23]

---

[20] vgl. § 630a Abs.1, BGB, 2015: 194 f.
[21] vgl. § 278, BGB, 2015: 96
[22] Quelle: http://www.iww.de/cb/archiv/arzthaftung-teil-1-aufklaerung-des-patienten-die-aktuelle-rechtsprechung-im-ueberblick-f24945 [letzter Zugriff: 04.02.2014]
[23] Quelle: http://www.mutzumhandeln.de/downloads/ii-haftungsrecht-einfuehrung-strafrecht-zivilr.pdf [letzter Zugriff: 04.02.2016]

4.3 Möglichkeiten des Pflegepersonals bei einer Aufklärung

Das Institut für Wissen in der Wirtschaft schrieb in ihrem Newsletter „ChefärzteBrief" im Mai 2004, dass es nicht möglich sei, die Aufklärung an nichtärztliches Personal zu delegieren.[24]

Auch die Bundesärztekammer sagt in ihrer Richtlinie für persönliche Leistungserbringung unter Punkt VII Absatz 2: „*Eine Delegation der Aufklärung des Patienten, insbesondere über diagnostische oder therapeutische Eingriffe und deren Risiken, an nichtärztliche Mitarbeiter ist unzulässig*".[25]

Dennoch kann nichtärztliches Personal den Patienten über Tätigkeiten und Handlungen aufklären, die auch von der Pflegekraft selbst in dem Eingriff durchgeführt werden.[26]

Sollte das nichtärztliche Personal zwei oder mehrere Sprachen beherrschen, kann der Arzt die Pflegekraft als Dolmetscher in einem Aufklärungsgespräch mit einbeziehen.[27]

---

[24] Quelle: http://www.iww.de/cb/archiv/arzthaftung-teil-1-aufklaerung-des-patienten-die-aktuelle-rechtsprechung-im-ueberblick-f24945 [letzter Zugriff: 04.02.2014]
[25] Quelle: http://www.bundesaerztekammer.de/richtlinien/empfehlungenstellungnahmen/delegation/ [letzter Zugriff: 04.02.2014]
[26] vgl. Sträßner, 2006: 71
[27] Quelle: http://www.iww.de/cb/archiv/arzthaftung-teil-1-aufklaerung-des-patienten-die-aktuelle-rechtsprechung-im-ueberblick-f24945 [letzter Zugriff: 04.02.2014]

5 Schlussbetrachtung

Während der wissenschaftlichen Erarbeitung der Kenntnisse zu dem Thema, habe ich festgestellt, dass die Delegation der Behandlungsaufklärung an nichtärztliches Personal scheinbar nicht eindeutig geregelt ist, zumindest in unseren Gesetzestexten.

Das Institut für Wissen in der Wirtschaft und die Bundesärztekammer treffen zwar beide die Aussage, dass das Delegieren der Aufklärung an nichtärztliches Personal unzulässig sei, doch unser Gesetzgeber drückt sich in seinen Paragraphen über die Delegation der Aufklärung nicht so klar und deutlich aus.

Er legt zwar durchaus im BGB den Inhalt, die Durchführungsrahmenbedingungen und die Beweispflicht einer Aufklärung fest, nutzt aber hierfür nur den Begriff „der Behandelnde". Aber wer ist ein „Behandelnder"? Es könnte doch auch zum Beispiel eine Physiotherapeutin, die zu dem nichtärztlichen Personal gehört, eine Krankengymnastikbehandlung an einem Patienten durchführen, und somit eine „Behandelnde" sein. Hierfür müsste man sich genauer veranschaulichen, was alles unter einer Behandlung zu verstehen ist. Fakt ist, dass der Gesetzgeber nie die Begriffe „Arzt" oder „Mediziner" gebraucht, die ja eigentlich eindeutig und klar ausdrücken würden, dass eine Aufklärung nur Ärzten erlaubt ist.

Über die Haftung bei einer Delegation gibt sich das Gesetz schon etwas deutlicher. Es besagt im § 278 BGB das der Behandelnde für die Fehler seiner Vertreter haftet, da die erbrachte Verbindlichkeit unter seiner Verantwortung liegt.

Somit wäre zwar die Haftung bei einer Delegation geregelt, es sagt aber immer noch nicht aus, ob die Aufklärung durch nichtärztliches Personal durchgeführt werden darf oder nicht.

Erst ein Urteil des Brandenburgischen Oberlandesgericht vom 27. März 2008 gibt die entscheidende Antwort. In dem Rechtsstreit mit dem Aktenzeichen 12 U 239/06 geht es um einen Aufklärungsfehler des Arztes, weil er eine Risikoaufklärung über eine Koloskopie durch seine Arzthelferin durchführen ließ. In diesem Fall wurde er zu einer Geldstrafe verurteilt.

Das Oberlandesgericht urteilte: „*Eine ordnungsgemäße Aufklärung ist bereits deshalb nicht vorgenommen worden, weil diese nach dem eigenen Vortrag des insoweit darlegungs- und beweispflichtigen Beklagten von seiner Arzthelferin, der Zeugin B., vorgenommen worden ist. Die Aufklärung des Patienten ist aber eine ärztliche Aufgabe, die grundsätzlich dem behandelnden Arzt obliegt und unter bestimmten Umständen auf einen anderen Arzt, nicht aber auf hilfsärztliches Personal delegiert werden kann (BGH NJW 1974, 604; OLG Jena NJW-RR 2006,135; OLG Celle VersR 1981, 1184). Die Annahme des Beklagten, sich zur Ausübung der Aufklärungspflicht im Rahmen von § 278 BGB „fachkundigen Personals bedienen zu können" ist nicht vertretbar. Die bloße Anwesenheit des Arztes im selben Raum, die hier zudem streitig ist, ändert daran nichts, zumal der Beklagte mit der Vorbereitung der Untersuchung beschäftigt gewesen sein will. Für eine ordnungsgemäße Aufklärung reicht es nicht aus, wenn der Arzt für etwaige Rückfragen zur Verfügung steht".*[28]

Somit ermöglicht mir meine Erarbeitung darzustellen, dass es durchaus ärztliche Tätigkeiten gibt, die an das nichtärztliche Personal delegiert werden können, wenn bestimmte Bedingungen erfüllt werden. Dennoch gibt es Einschränkungen in der Delegation wie bei der Behandlungsaufklärung. Der Gesetzgeber trifft meiner Meinung nach zwar keine eindeutigen Aussagen, doch die Rechtsprechung mehrerer Gerichte widerlegt klar die Möglichkeit der Durchführung einer Aufklärung durch nichtärztliches Personal. Hier wird deutlich klargestellt, dass die Aufklärung des Patienten eine ärztliche Pflicht ist, und somit auch bei den Ärzten bleiben muss. Lediglich an einen ärztlichen Kollegen darf die Aufklärung delegiert werden, aber niemals an nichtärztliches Personal. Haftungsrechtlich gesehen, in Bezug auf die Behandlungsaufklärung, haftet immer der verantwortliche Arzt.

---

[28] OLG Brandenburg, 27.03.2008 - 12 U 239/06, Quelle: http://www.gerichtsentscheidungen.berlin-brandenburg.de/jportal/portal/t/279b/bs/10/page/sammlung.psml?pid=Dokumentanzeige&showdoccase=1&js_peid=Trefferliste&documentnumber=1&numberofresults=1&fromdoctodoc=yes&doc.id=JURE080005978&doc.part=L&doc.price=0.0#focuspoint , [letzter Zugriff: 06.02.2016]

<u>Literaturverzeichnis</u>

Bohne, Kerstin: Delegation ärztlicher Tätigkeiten, Herausgeber: Prof. Dr. Erwin Deutsch, Prof. Dr. Bernd-Rüdiger Kern, Prof. Dr. Adolf Laufs, Prof. Dr. Hans Lilie, Prof. Dr. Andreas Spickhoff, Prof. Dr. Hans- Ludwig Schreiber, Frankfurt am Main, 2012.

Bürgerliches Gesetzbuch - BGB: Mit den Nebengesetzen zum Verbraucherschutz, Mietrecht und Familienrecht; Walhalla Fachverlag, 13. Auflage, Regensburg, 2015.

Butzmann, Oliver; Eicher, Marco; Hüttl, Peter-Ernst: Organtransplantation, Patientenverfügung, Aufklärungen und Einwilligung: Medizinrecht für Ärzte; Herausgeber: Heberer, Jörg; Ecomed Medizin; Heidelberg/Hamburg [u.a], 2013.

Grundgesetz - GG: Menschenrechtskonvention, Europäischer Gerichtshof, Bundesverfassungsgerichtsgesetz, Parteiengesetz, Untersuchungsausschussgesetz, EUV·AEUV·EU-GR-Charta, mit Änd. D. Art. 91b GG, 46. Auflage, Nördlingen, 2015.

Martis, Rüdiger; Winkhart, Martina: Arzthaftungsrecht aktuell – Fallgruppenkommentar; Verlag Dr. Otto Schmidt KG, Köln, 2003.

Mazal, Wolfgang: Krankheitsbegriff und Risikobegrenzung-Eine Untersuchung zum Leistungsrecht der Krankenversicherung; Wien, 1992.

Das gesamte Sozialgesetzbuch SGB I bis SGB XII: Mit Durchführungsverordnungen, Wohngeldgesetz (WoGG) und Sozialgerichtsgesetz (SGG), Ausgabe 2015/ II, Walhalla Fachverlag, Regensburg, 2015.

Sträßner, Heinz: Haftungsrecht für Pflegepersonal: ein Leitfaden; Stuttgart, 2006.

Strafgesetzbuch - StGB: BetäubungsmittelG, WehrstrafG, WirtschaftsstrafG, Völkerstrafgesetzbuch und weitere Vorschriften, 53. Auflage, Nördlingen, 2015.

Wilhelm, Dorothee: Verantwortung und Vertrauen bei der Arbeitsteilung in der Medizin zu den rechtlichen Grenzen ärztlicher Sorgfalt; Enke Verlag (Medizin in Recht und Ethik, Band 13; Herausgeber: Prof. Dr. iur.utr. Albin Eser, M.C.J. Direktor des Max-Planck-Instituts für ausländisches und internationales Strafrecht, Freiburg; Prof. Dr. med. Eduard Seidler, Institut für Geschichte der Medizin, Universität Freiburg), Stuttgart, 1984.

Internetquellenverzeichnis:

Ärztekammer: https://www.aerzteblatt.de/pdf/CM/1/2/s29.pdf (letzter Zugriff: 07.01.2016]

Bundesärztekammer: http://www.bundesaerztekammer.de/richtlinien/empfehlungenstellungnahmen/delegation/ [letzter Zugriff: 02.02.2016]

Das Haftungsrecht – Einführung Teil II, Punkt c): http://www.mutzumhandeln.de/downloads/ii-haftungsrecht-einfuehrung-strafrecht-zivilr.pdf [letzter Zugriff: 04.02.2016]

Gesetzliche Krankenversicherung- Spitzenverband e.V: https://www.gkv-spitzenverband.de/media/dokumente/krankenversicherung_1/aerztliche_versorgung/bundesmantelvertrag/bmv_anlagen_neu/BMV_Anlage_24_Delegation__Anhang_5-2014.pdf [Letzter Zugriff: 07.01.2016]

Institut für Wissen in der Wirtschaft: http://www.iww.de/cb/archiv/arzthaftung-teil-1-aufklaerung-des-patienten-die-aktuelle-rechtsprechung-im-überblick-f24945 , „Wer muss aufklären" und die „Aufklärung fremdsprachiger Patienten", [letzter Zugriff: 18.01.2016]

OLG Brandenburg, 27.03.2008 - 12 U 239/06, Quelle: http://www.gerichtsentscheidungen.berlin-brandenburg.de/jportal/portal/t/279b/bs/10/page/sammlung.psml?pid=Dokumentanzeige&showdoccase=1&js_peid=Trefferliste&documentnumber=1&numberofresults=1&fromdoctodoc=yes&doc.id=JURE080005978&doc.part=L&doc.price=0.0#focuspoint , [letzter Zugriff: 08.02.2016]

Statistisches Bundesamt, Pressemitteilung vom 12. August 2015 - 290/15 über:

http://www.dkgev.de/media/file/20871.Anlage1_Krankenhausstatistik_2014_-_vorlaeufige_Ergebnisse.pdf,

Seite 1, [letzter Zugriff: 26.10.2015]

Anhang 1:   Abb.1: Musteraufklärungsbogen „Koloskopie mit ggf. endoskopischer Resektion/ Polypektomie", ID07Th,

Verwendung mit freundlicher Genehmigung der Thieme Compliance GmbH, Erlangen

Dokumentierte Patientenaufklärung · Herausgeber: proCompliance in Thieme Compliance GmbH · Autor: Prof. Dr. med. C. Ell ·
Juristische Beratung: RA Dr. jur. A. Schwerdtfeger · Wiss. Illustrationen: Alle Rechte bei Thieme Compliance GmbH · © 2016 by
Thieme Compliance GmbH, 91058 Erlangen · Nachdruck – auch auszugsweise – und Fotokopieren verboten.
Bestell-Adresse: Thieme Compliance GmbH, Am Weichselgarten 30, 91058 Erlangen, Tel. 09131 93406-40, Bestell-Fax 93406-70 · www.thieme-compliance.de

Red. 01/2016
PDF 01/2016
Bestell-Nr.: DE 612677

proCompliance

Klinikeindruck/Stempel

Patientendaten/Aufkleber

ID 7Th *DE*

Dokumentierte Patientenaufklärung
Basisinformation zum Aufklärungsgespräch

Koloskopie
ggf. mit endoskopischer Resektion/
Polypektomie

Spiegelung des Dickdarms ggf. mit Beseitigung
krankhafter Veränderungen

■ **Sehr geehrte Patientin, sehr geehrter Patient,**

durch eine Spiegelung des Dickdarms soll die Ursache Ihrer Beschwerden genauer festgestellt und ggf. behandelt werden. Häufig erfolgt die Spiegelung des Dickdarms aber auch als Krebsvorsorge-Untersuchung. Dieser Aufklärungsbogen dient der Vorbereitung des Aufklärungsgesprächs. Bitte lesen Sie ihn vor dem Gespräch aufmerksam und füllen Sie den Fragebogen gewissenhaft aus.

■ **Wie erfolgt die Spiegelung?**

Zur Spiegelung (Koloskopie) schiebt der Arzt ein biegsames optisches Instrument (das Endoskop) vom After aus in den Dickdarm bis zur Mündung des Dünndarms, in bestimmten Fällen bis in den unteren Dünndarmabschnitt, vor (Abb. 1). Durch Einblasen von Luft entfaltet sich der Darm, so dass krankhafte Veränderungen besser erkannt werden können.

Manchmal ist es notwendig, die Lage des Endoskops mittels Röntgendurchleuchtung zu kontrollieren. In speziellen Fällen erfolgt auch eine Färbeendoskopie (sog. Chromoendoskopie), bei der Farbstoffe auf die Wand des Verdauungstraktes aufgesprüht werden. Sollte dies bei Ihnen geplant sein, wird Sie Ihr Arzt darüber näher informieren.

Während der Spiegelung können auch Gewebeproben entnommen werden. Werden krankhafte Veränderungen (z.B. Polypen, Blutungsquellen) entdeckt, so behandelt sie der Arzt nach Möglichkeit gleich.

Die Gewebeentnahme bzw. die erforderlichen Behandlungsmaßnahmen sind weitgehend schmerzfrei. Die Spiegelung selbst kann aber als unangenehm oder sogar schmerzhaft empfunden werden. Deshalb erhalten Sie i.d.R.

ein mildes Beruhigungsmittel (Sedierung) sowie ggf. zusätzlich ein Schmerzmittel (Analgosedierung). In bestimm-

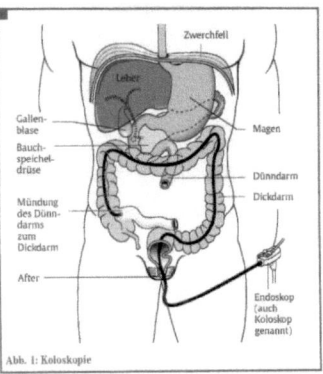

Abb. 1: Koloskopie

Dokumentierte Patientenaufklärung · Herausgeber: proCompliance in Thieme Compliance GmbH · Autor: Prof. Dr. med. C. Ell · Juristische Beratung: RA Dr. jur. A. Schwerdtfeger · Wiss. Illustrationen: Alle Rechte bei Thieme Compliance GmbH · © 2016 by Thieme Compliance GmbH, 91058 Erlangen · Nachdruck - auch auszugsweise - und Fotokopieren verboten.
Bestell-Adresse: Thieme Compliance GmbH, Am Weichselgarten 30, 91058 Erlangen, Tel. 09131 93406-40, Bestell-Fax 93406-70 · www.thieme-compliance.de
Rod. 01/2016
PDF 01/2016
Bestell-Nr: DE 612677

ID 7Th · 01/2016 · Seite 1/6

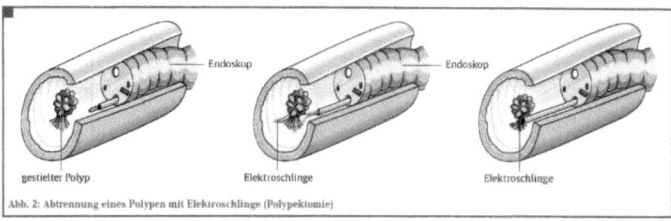

gestielter Polyp   Elektroschlinge   Elektroschlinge

Abb. 2: Abtrennung eines Polypen mit Elektroschlinge (Polypektomie)

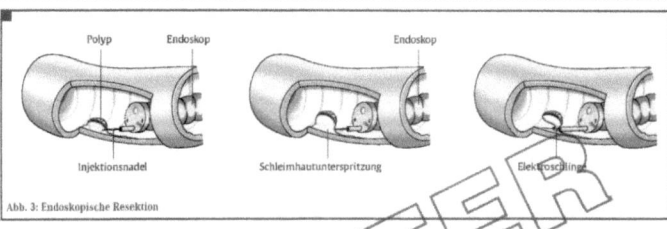

Abb. 3: Endoskopische Resektion

ten Fällen ist auch eine Kurznarkose möglich. Für die Sedierung werden häufig entweder Propofol oder Midazolam verwendet. Propofol hat eine kurze Wirkungszeit, so dass Sie nach der Untersuchung bald wieder wach sind. Midazolam hat dagegen eine längere Wirkungszeit, so dass Sie länger überwacht werden müssen. Allerdings gibt es für Midazolam – im Gegensatz zu Propofol – ein spezifisches Gegenmittel. Als Schmerzmittel kommt meist Pethidin allein oder zusätzlich zur Sedierung zum Einsatz. Ihr Arzt wird mit Ihnen darüber sprechen, welches Verfahren bei Ihnen vorgesehen ist, was Sie beachten sollten und welche Risiken damit verbunden sind.

Gelegentlich erhalten Sie zusätzlich ein Medikament zur Ruhigstellung des Darmes. Teilweise werden Puls, Blutdruck und Sauerstoffsättigung während der Spiegelung fortlaufend überwacht.

■ Wie erfolgt die Behandlung?

Abtragung von Polypen: Polypen sind i.d.R. gutartige Wucherungen der Darmschleimhaut. Sie sollten möglichst früh entfernt und untersucht werden, da sie bösartig werden können.

Gestielte Polypen (bis zu einer gewissen Größe) lassen sich mit einer Elektroschlinge abtrennen (Polypektomie; Abb. 2). Die Abtragungsstelle ist dann verschorft. Flache Polypen werden häufig vorher durch Einspritzen eines Medikamentes in die umgebende Schleimhaut angehoben und anschließend abgetragen (endoskopische Resektion; Abb. 3). Manchmal werden vor der Polypenabtrennung Medikamente in die polypennahe Schleimhaut eingespritzt, um das Blutungsrisiko zu senken. Große oder flächig gewachsene Polypen müssen evtl. scheibenweise abgetragen werden. In einigen Fällen können krankhafte Veränderun-

gen/Polypen auch durch Hitzeanwendung (z.B. mit Laser) entfernt werden.

Stillung von Blutungsquellen: Blutungen, z.B. aus einem Geschwür oder einem sog. Blutschwamm (Angiodysplasie), können durch Einspritzen eines Medikamentes, durch Unterbindung mit Metallclip oder durch Anwendung von Wärmesonden (z.B. Argonplasmakoagulation [APC]) gestillt werden.

Manchmal ist es nicht möglich, die krankhaften Veränderungen zu entfernen oder eine Blutung zu stillen. Dann kann eine Operation notwendig werden.

■ Gibt es Alternativmethoden?

Krankhafte Veränderungen des Dickdarms können manchmal auch durch bildgebende Verfahren (z.B. Ultraschall, Computertomographie, Kapselendoskopie, Kernspintomographie) sichtbar gemacht werden. Diese Verfahren sind zwar weniger unangenehm, ermöglichen dem Arzt jedoch nicht, den Dickdarm direkt zu betrachten, Gewebeproben zu entnehmen oder ggf. Behandlungsmaßnahmen durchzuführen. Auch kommt es bei den bildgebenden Verfahren z.T. zu einer Strahlenbelastung.

Die einzige Alternative zu den endoskopischen Behandlungsmaßnahmen ist der chirurgische Eingriff mit Eröffnung des Bauchraums. Er ist mit höheren Risiken (z.B. stärkere Blutungen, Verletzung von Nachbarorganen) und einer längeren Heilungs-/Erholungsphase behaftet. Ihr Arzt empfiehlt Ihnen die Koloskopie und ggf. die endoskopische Behandlung, weil sie in Ihrem Fall angemessen ist und i.d.R. die schonendste Methode darstellt. Im Aufklärungsgespräch wird er Ihnen seine Empfehlung näher erläutern.

■ Gibt es Risiken/Komplikationen?

Trotz aller Sorgfalt kann es zu – u.U. auch lebensbedrohlichen – Komplikationen kommen, die weitere Behandlungsmaßnahmen/Operationen erfordern. Die Häufigkeitsangaben sind eine allgemeine Einschätzung und sollen helfen, die Risiken untereinander zu gewichten. Sie entsprechen nicht den Definitionen für Nebenwirkungen in den Beipackzetteln von Medikamenten. Vorerkrankungen und individuelle Besonderheiten können die Häufigkeiten von Komplikationen wesentlich beeinflussen.

■ Allgemeine Risiken der Koloskopie

- Gelegentlich Verletzung der Darmwand oder des Schließmuskels durch das Endoskop, die Zusatzinstrumente, das Einblasen von Luft oder im Rahmen der Gewebeentnahme bzw. der Behandlungsmaßnahmen. Leichte Blutungen und Schmerzen können die Folgen sein. Sie bedürfen meist keiner Behandlung und kommen von selbst zum Stillstand bzw. klingen ab. Sehr selten Verletzung umgebender Organe und Gewebestrukturen (z.B. Einriss der Milz) während der Untersuchung, die operativ behandelt werden müssen. Gelegentlich – insbesondere nach der Beseitigung krankhafter Veränderungen – kann es zu einem Darmdurchbruch (Perforation) kommen. Dies erfordert i.d.R. unverzüglich eine intensivmedizinische und/oder operative Behandlung, ggf. mit Anlegen eines künstlichen Ausganges. Treten Bakterien in den Brust- oder Bauchraum aus, kann es zu einer Entzündung des Mittel-, Rippen- oder Bauchfells (Peritonitis) bzw. des Herzbeutels kommen, die meist mit Antibiotika gut beherrschbar ist.

- Gelegentlich stärkere Blutungen durch die Entnahme von Gewebeproben, durch die Behandlungsmaßnahmen oder infolge von Verletzungen. Sie lassen sich meist endoskopisch durch Medikamenteneinspritzung bzw. Anwendung von Hitzeverfahren oder mechanisch mittels Klammerung stillen. Nur selten kann eine Operation und/oder die Übertragung von Blut/Blutbestandteilen erforderlich werden. Bei einer Fremdblutübertragung ist das Infektionsrisiko (z.B. Hepatitis, AIDS) äußerst gering. Dies gilt auch bei Verwendung organischer Gewebekleber (Fibrin). Eine Nachuntersuchung zum Ausschluss übertragener Infektionen kann u.U. empfehlenswert sein. Ob dies der Fall ist, besprechen Sie bitte mit Ihrem Arzt. Eine Eigenblutspende ist i.d.R. nicht sinnvoll.

- Selten Infektionen mit Fieber (antibiotisch gut behandelbar); sehr selten Entzündung von Darmschleimhaut und Divertikeln; sehr selten Keimausbreitung in die Blutbahn (Bakteriämie) bis hin zur Blutvergiftung (Sepsis) oder Herzinnenwandentzündung (Endokarditis), die eine intensivmedizinische Behandlung erfordern.

- Allergie/Unverträglichkeit (z.B. auf Latex, Medikamente, Farbstoffe bei der Färbeendoskopie) kann zu einem akuten Kreislaufschock führen, der intensivmedizinische Maßnahmen erfordert. Sehr selten sind schwerwiegende, u.U. bleibende Schäden (z.B. Organversagen, Hirnschädigung, Lähmungen). Die Überwachung während und auch nach dem Eingriff durch den Arzt und seine Assistenten reduziert diese Gefahr jedoch erheblich; eine ggf. notwendig werdende Behandlung wird sofort eingeleitet.

- Haut-/Gewebe-/Nervenschäden durch die Lagerung und eingriffsbegleitende Maßnahmen (z.B. Einspritzungen, Desinfektionen, Laser, elektrischer Strom) sind selten. Mögliche, u.U. dauerhafte Folgen: Schmerzen, Entzündungen, Absterben von Gewebe, Narben sowie Empfindungs-, Funktionsstörungen, Lähmungen (z.B. der Gliedmaßen).

- Medikamente zur Sedierung/Kurznarkose bzw. Schmerzausschaltung können selten Atemstörungen und Blutdruckabfall verursachen, dies kann i.d.R. durch die Gabe von Sauerstoff, Medikamenten und Flüssigkeit behoben werden. Sehr selten können die Medikamente in ihrer Wirkung unbeabsichtigt von einem Tiefschlaf in eine Narkose münden und zu Bewusstlosigkeit, Atemstillstand und Herz-Kreislauf-Versagen führen. Es muss dann sofort eine künstliche Beatmung und intensivmedizinische Behandlung erfolgen.

■ Mögliche Störungen nach endoskopischer Behandlung

- Gelegentlich Nachblutungen oder Zeichen einer Darmwandverletzung – auch mehrere Tage oder sogar Wochen nach dem Eingriff. Sie erfordern eine sofortige Versorgung.

- Selten Bildung narbiger Engstellen/Geschwürbildung; insbesondere nach Polypenabtragung. Engstellen können endoskopisch meist mit gutem Ergebnis gedehnt werden. Wird ein Verödungsmittel zur Blutstillung verwendet, kann es zu oberflächlichen und in sehr seltenen Fällen zu ausgedehnten Schleimhautgeschwüren kommen. Beim Abheilen können Narben entstehen, die gelegentlich ebenfalls zu Engstellen führen.

Wird im Rahmen der Koloskopie geröntgt, ist die Strahlenbelastung so gering, dass Strahlenschäden nicht zu erwarten sind – auch nicht bei längerem oder wiederholtem Einsatz. Im Falle einer Schwangerschaft besteht das Risiko einer Schädigung des ungeborenen Kindes durch die Röntgenstrahlen. Teilen Sie deshalb bitte dem Arzt unbedingt mit, falls Sie schwanger sind oder auch nur den Verdacht hegen!

Über spezielle Risiken und mögliche Komplikationen in Ihrem Fall klärt Sie Ihr Arzt im Gespräch näher auf.

Bitte fragen Sie im Aufklärungsgespräch nach allem, was Ihnen wichtig oder noch unklar ist!

■ Wie sind die Erfolgsaussichten?

Durch die Spiegelung und die Untersuchung der ggf. entnommenen Gewebeproben lassen sich krankhafte Veränderungen des Dickdarms mit hoher Sicherheit erkennen. Blutungen können meist gestillt werden. Gelegentlich sind mehrere Behandlungssitzungen im Abstand von Tagen oder Wochen erforderlich.

24

Trotz großer Erfahrung und Sorgfalt des Arztes verhindern in seltenen Fällen körperliche Besonderheiten (z.B. Engstellen oder Knickbildung im Verdauungstrakt), technische Probleme (z.B. Störungen des Endoskops) oder auch Verunreinigungen des Darmes das vollständige Gelingen der Untersuchung/Behandlung. Selten können deshalb auch wesentliche Befunde übersehen werden. Teilweise ist es dann notwendig, die Spiegelung zu wiederholen oder auf eine andere Methode zu wechseln.

Wenn bei der Spiegelung krankhafte Veränderungen/Polypen entfernt wurden, ist die Behandlung i.d.R. abgeschlossen. Der Erfolg kann jedoch nicht garantiert werden. Es ist nicht auszuschließen, dass sich Polypen neu bilden. Fallweise muss der Eingriff wiederholt werden, z.B. wenn nicht alle Polypen entfernt werden konnten oder wenn die feingewebliche Untersuchung dies erfordert. Bei bösartigen Veränderungen kann auch eine operative Weiterbehandlung notwendig sein.

■ Worauf ist zu achten?

Bitte halten Sie sich an die Anweisungen Ihres Arztes.

■ Vor der Spiegelung

Bitte legen Sie einschlägige Unterlagen, wie z.B. Ausweise/Pässe (Allergie, Röntgen, Implantate etc.), Befunde und Bilder - soweit vorhanden - vor.

Informieren Sie Ihren Arzt über alle Medikamente (auch pflanzliche und rezeptfreie), die Sie einnehmen - insbesondere blutgerinnungshemmende Medikamente (z.B. Aspirin®, Heparin, Marcumar®, Plavix®, Xarelto®, Pradaxa® u.a.). In Abstimmung mit Ihrem behandelnden Arzt wird dann entschieden, ob ein Medikament abgesetzt oder durch ein anderes ersetzt werden muss. Medikamente sollten nur in Absprache mit dem Arzt verwendet oder abgesetzt werden. Falls Sie Diabetiker sind, weisen Sie Ihren Arzt bitte ausdrücklich darauf hin.

Vor der Spiegelung muss der Dickdarm gründlich gereinigt werden. Bitte befolgen Sie hierzu die Anweisungen hinsichtlich des Essens und Trinkens sowie zur Darmreinigung genauestens. Durch die Abführmaßnahmen kann die Wirksamkeit von eingenommenen Medikamenten aufgehoben oder eingeschränkt sein. Dies gilt auch für die „Pille" zur Empfängnisverhütung. Meiden Sie körnerhaltige Nahrungsmittel (z.B. Vollkornbrot, Kiwis, Trauben) bereits einige Tage vor dem Eingriff.

■ Nach der Spiegelung

Im Darm verbliebene Luft kann schmerzhafte Blähungen verursachen, die z.T. längere Zeit anhalten können. Durch reichliche Körperbewegung kann der Abgang der Luft unterstützt werden.

Nach einer Kurznarkose/Sedierung oder Gabe von Beruhigungs-/Schmerzmitteln werden Sie vom Fachpersonal so lange überwacht, bis Sie ausreichend wach sind und der Organfunktionen normal und stabil sind. Es ist ganz normal, dass Sie sich danach noch für einige Zeit müde und schläfrig fühlen.

Wurde eine Beruhigungs-/Schmerzspritze verabreicht oder die Behandlung in Kurznarkose/Sedierung durchgeführt, dürfen Sie mindestens 1 Stunde nichts essen und trinken, sofern der Arzt nichts anderes angeordnet hat. Ihr Arzt wird Ihnen sagen, wann Sie wieder essen und Ihre Medikamente einnehmen dürfen und auf was Sie achten sollten. Halten Sie sich unbedingt an diese Empfehlungen.

Treten Bauchschmerzen oder andere Befindlichkeitsstörungen (z.B. Schwindel, Übelkeit, Schweißausbruch, Fieber) auf oder tritt Blut aus dem After aus, informieren Sie bitte unverzüglich Ihren behandelnden Arzt, die Notaufnahme der Klinik oder auch Ihren Hausarzt.

Abhängig vom Befund der Gewebeproben oder vom Ergebnis der Behandlungsmaßnahmen können Kontrolluntersuchungen, in seltenen Fällen auch eine Nachbehandlung oder Operation, notwendig sein. Darüber werden wir Sie und Ihren weiterbehandelnden Arzt informieren.

■ Ambulante Spiegelung

Bei ambulanter Spiegelung lassen Sie sich bitte von einer erwachsenen Begleitperson abholen und sorgen Sie zu Hause für eine Aufsichtsperson. Stellen Sie sicher, dass Sie zügig ärztliche Hilfe erhalten können, falls gesundheitliche Probleme auftreten sollten.

Wenn Sie eine Beruhigungs- und/oder Schmerzspritze erhalten haben bzw. der Eingriff in Kurznarkose/Sedierung durchgeführt wurde, dürfen Sie im Regelfall 24 Stunden lang nicht aktiv am Straßenverkehr teilnehmen (weder als Fußgänger, noch als Fahrzeug- bzw. Zweiradführer), keine wichtigen Entscheidungen treffen, keine gefährlichen Tätigkeiten (z.B. an gefährlichen Maschinen, Arbeiten ohne sicheren Halt) ausüben, keinen Alkohol trinken und nicht rauchen. Genauere Empfehlungen zur Verkehrstauglichkeit und weitere Verhaltenshinweise erhalten Sie sowie ggf. Ihre Begleitperson vom behandelnden Arzt.

Beachten Sie bitte auch folgende Hinweise:

_____

_____

_____

_____

■ Wichtige Fragen

Damit Ihr Arzt Gefahrenquellen rechtzeitig erkennen kann, bitten wir Sie, folgende Fragen zu beantworten:

Alter: _____ Jahre Größe: _____ cm Gewicht: _____ kg

Geschlecht: _____

n = nein   j = ja

1. Werden regelmäßig oder derzeit Medikamente eingenommen (z.B. gerinnungshemmende Mittel [z.B. Marcumar®, Aspirin®, Plavix®, Xarelto®, Pradaxa®, Eliquis®, Heparin], Schmerzmittel, Herz-/Kreislauf-Medikamente, Hormonpräparate, Schlaf- oder Beruhigungsmittel, Antidiabetika [v.a. metforminhaltige])? ❏ n ❏ j

Wenn ja, welche? _____

_____

2. Besteht eine Allergie wie Heuschnupfen   ❑ n ❑ j
   oder allergisches Asthma oder eine Unver-
   träglichkeit bestimmter Substanzen (z.B.
   Medikamente, Latex, Desinfektionsmittel,
   Betäubungsmittel, Röntgenkontrastmittel,
   Jod, Pflaster, Pollen)?

   Wenn ja, welche? _____

   _____

3. Besteht bei Ihnen oder in Ihrer Blutsver-   ❑ n ❑ j
   wandtschaft eine erhöhte Blutungsneigung
   (z.B. häufig Nasen-/Zahnfleischbluten, blaue
   Flecken, Nachbluten nach Operationen)?

4. Besteht/Bestand eine Infektionskrankheit   ❑ n ❑ j
   (z.B. Hepatitis, Tuberkulose, HIV/AIDS)?

   Wenn ja, welche? _____

5. Besteht/Bestand eine Herz-Kreislauf-Er-   ❑ n ❑ j
   krankung (z.B. Herzfehler, Herzklappenfeh-
   ler, Angina pectoris, Herzinfarkt, Schlagan-
   fall, Rhythmusstörungen, Herzmuskelent-
   zündung, hoher Blutdruck)?

   Wenn ja, welche? _____

6. Besteht/Bestand eine Atemwegs-/Lungen-   ❑ n ❑ j
   erkrankung (z.B. Asthma bronchiale, chronische Bronchitis, Lungenentzündung, Lun-
   genblähung)?

   Wenn ja, welche? _____

7. Schnarchen Sie oder leiden Sie unter Schlaf-   ❑ n ❑ j
   Apnoe?

8. Befinden sich Implantate im Körper (z.B.   ❑ n ❑ j
   Schrittmacher/Defibrillator, Gelenkendo-
   prothese, Herzklappe, Stent, Metall, Kunst-
   stoffe, Silikon)?

   Wenn ja, welche? _____

9. Besteht eine Stoffwechselerkrankung   ❑ n ❑ j
   (z.B. Zuckerkrankheit, Gicht)?

   Wenn ja, welche? _____

10. Besteht/Bestand eine Schilddrüsenerkran-   ❑ n ❑ j
    kung (z.B. Überfunktion, Unterfunktion,
    Kropf)?

    Wenn ja, welche? _____

    _____

11. Besteht eine weitere chronische Erkran-   ❑ n ❑ j
    kung (z.B. Grüner Star [Glaukom], Epilepsie,
    Lähmungen)?

    Wenn ja, welche? _____

12. Bestehen/Bestanden weitere, bisher nicht   ❑ n ❑ j
    aufgeführte Erkrankungen (z.B. Tumorer-
    krankungen)?

    Wenn ja, welche? _____

13. War früher schon einmal eine Operation am   ❑ n ❑ j
    Magen-Darm-Trakt oder eine gynäkologi-
    sche Operation notwendig?

14. Zusatzfrage bei Frauen im gebärfähigen Alter:

    Könnten Sie schwanger sein?   ❑ n ❑ j

■   Arztanmerkungen zum Aufklärungsgespräch

    (z.B. individuelle Risiken und damit verbundene mögliche Kompli-
kationen, Beschränkung der Einwilligung z.B. hinsichtlich der Bluttrans-
fusion, mögliche Nachteile im Falle einer Ablehnung der Untersuchung/
Behandlung, Gründe für die Ablehnung, Notwendigkeit/Dringlichkeit
des Eingriffs, Vor- und Nachteile gegenüber anderen Methoden, mögliche Eingriffserweiterungen oder -änderungen, vorgesehenes Sedierungs-
verfahren sowie damit verbundene mögliche Risiken, mögliche Neben-
und Folgeeingriffe, Erfolgsaussichten, Verhaltenshinweise vor und nach
dem Eingriff, Feststellung der Einsichtsfähigkeit Minderjähriger, gesetzliche Vertretung, Betreuungsfall, Bevollmächtigter, Gesprächsdauer)

_____

_____

_____

_____

_____

_____

_____

_____

_____

_____

_____

ASA-Klassifikation:

☐ ASA 1   ☐ ASA 2   ☐ ASA 3   ☐ ASA 4   ☐ ASA 5

■   **Nur für den Fall einer Ablehnung des Eingriffs**

Die vorgeschlagene Untersuchung/Behandlung wurde
nach ausführlicher Aufklärung abgelehnt. Über die
sich daraus ergebenden möglichen Nachteile (z.B.
nicht rechtzeitiges Erkennen/Behandeln schwerwieg-
ender Erkrankungen des Dickdarmes) wurde ein-
dringlich informiert.

_____   _____
Ort, Datum, Uhrzeit   Patientin/Patient

_____   _____
ggf. Zeuge   Ärztin/Arzt

■   **Einwilligungserklärung**

Über die geplante Koloskopie, Art und Bedeutung des
Eingriffes, Risiken und mögliche Komplikationen, Erfolgsaussichten, Alternativmethoden, über Neben- und Folgeeingriffe sowie evtl. erforderliche Erweiterungs-/Behandlungs-
maßnahmen (z.B. Gewebeentnahme, Polypenabtragung,
Blutstillung) wurde ich in einem Aufklärungsgespräch mit
der Ärztin/dem Arzt _____
ausführlich informiert. Dabei konnte ich alle mir wichtig
erscheinenden Fragen stellen.

Ich habe keine weiteren Fragen, fühle mich genügend
informiert und willige nach ausreichender Bedenkzeit in
die geplante Untersuchung einschließlich notwendiger Behandlungsmaßnahmen ein. Mit unvorhersehbaren, medizi-
nisch erforderlichen Erweiterungen des Eingriffes bin ich
ebenfalls einverstanden.

_____
Ort, Datum, Uhrzeit

_____
Patientin/Patient

_____
Ärztin/Arzt

27

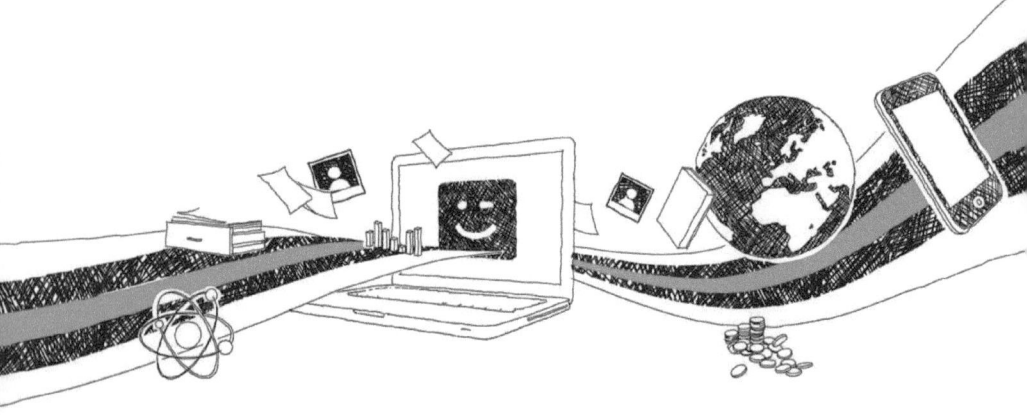
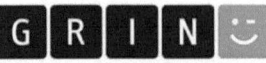